AF499910

OSSIFICATION DE LA VOUTE DU CRANE

(*Extrait du* Lyon Médical.)

NOTE

SUR

L'OSSIFICATION DE LA VOUTE DU CRANE

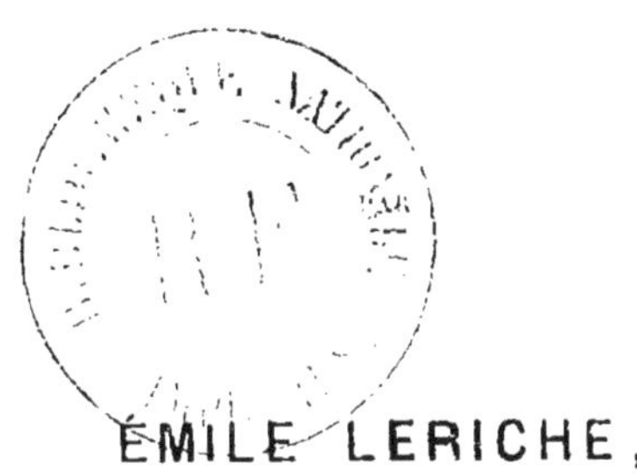

ÉMILE LERICHE,

PROSECTEUR A L'ÉCOLE DE MÉDECINE DE LYON,

INTERNE DES HÔPITAUX.

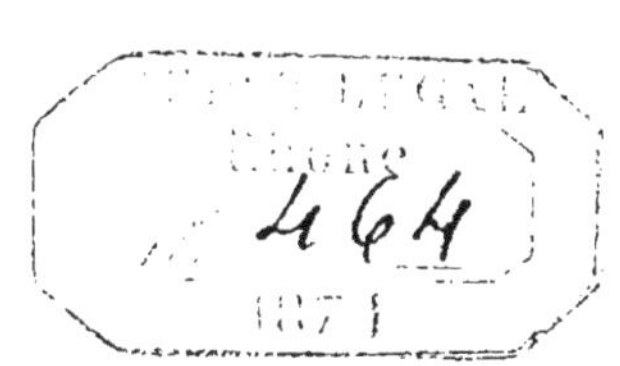

LYON

IMPRIMERIE D'AIMÉ VINGTRINIER

Rue Belle-Cordière, 14

—

1871.

NOTE

SUR

L'OSSIFICATION DE LA VOUTE DU CRANE

Bien des travaux ont été entrepris sur l'ossification de la voûte crânienne; mais les interprétations ont bien varié. Nous croyons intéressant de rappeler d'abord les principales opinions émises à ce sujet; puis nous examinerons deux questions qui nous paraissent incomplètement établies : Existe-t-il dans la vésicule crânienne primitive une couche spéciale pour la production des os ou la formation des membranes interosseuses ? Comment se reproduisent les os enlevés à la voûte du crâne ?

1° *Exposé des différentes opinions.*

M. Le Courtois, dans une thèse remarquable (1), a fait, des principales théories sur l'ossification de la voûte du crâne, un résumé où nous puiserons la majeure partie de nos citations dans l'aperçu que nous en allons donner.

On a d'abord cru naturel d'admettre l'*ossification dans du cartilage.* Jacobson pensait qu'il existait un crâne primordial, cartilagineux, destiné à représenter cette partie du squelette jusqu'à

(1) Le Courtois. *Essai sur l'anatomie de la voûte du crâne pendant les périodes embryonnaire, fœtale et infantile.* — Thèses de Paris, 1870, n° 272.

ce que les os se fussent développés autour de lui : aussi les appelait-t-il *os de revêtement*. Cette bizarre théorie trouvait son explication dans le mode de développement du crâne observé par Baër chez les poissons osseux, par Dugès chez les batraciens anoures ; mais Reichert a montré que, dans ces cas, il fallait considérer ces os de revêtement comme des os cutanés, des sortes d'écailles ; et, du reste, l'observation ultérieure n'a point confirmé pour les mammifères l'hypothèse de Jacobson.

Albinus (1737), avec plus d'apparence de rationnalité, avait voulu rapprocher l'ossification du crâne de celle des autres parties du squelette, et croyait à l'existence préalable d'un cartilage qui s'ossifiait par le processus ordinaire. Mais on a démontré plus tard que le cartilage, qui précède en effet l'ossification de la base, ne préexistait pas à l'os dans la voûte ; que le crâne cartilagineux qu'on faisait succéder au crâne membraneux ne pouvait être vu à aucune époque.

M. Robin, préoccupé de cette dernière idée, avait admis, en 1850, un *cartilage* dit *d'envahissement*, d'existence essentiellement passagère, qui se formait en petite quantité à la fois, au fur et à mesure du développement de l'os en surface, pour être immédiatement envahi par l'ossification ; nous allons voir que plus tard, en 1864, il a abandonné cette idée.

Quand on sut que les tissus fibreux pouvaient produire de l'os on s'inquiéta moins du cartilage, qui cessa d'être regardé comme nécessaire, et l'on admit l'*ossification directe de la voûte crânienne membraneuse*.

« La membrane conjonctive, a dit M. Sappey, donne nais-
» sance à toute cette partie du crâne qui recouvre, à la manière
» d'un casque, la convexité du cerveau. »

M. Robin est plus explicite encore : « Après le deuxième mois,
« les os de la voûte crânienne naissent, sans cartilage préexis-
« tant, dans les enveloppes alors fibreuses de la voûte crânienne,

« de telle manière que, dès leur origine, ces os sont plongés « dans un tissu mou et vasculaire, dont ils conservent une la- « melle à leur face interne. »

D'après Sharpey, auquel on doit de précieuses études sur l'ossification de la voûte du crâne chez les embryons de mouton et de chien, « la membrane dans laquelle se fait cette ossification se « compose de fibres et de corpuscules granuleux entre lesquels « se voit une matière unissante, molle, amorphe ou faiblement « granulée. Les fibres ont le caractère des fibres pâles ou plutôt « de fascicules de tissu aréolaire et fibreux, et sont modifiées de « la même manière que ce dernier par l'acide acétique ; c'est « une membrane fibreuse à son premier stade de développe- « ment. »

Gegenbauer (d'Iéna) admet aussi l'ossification directe du tissu fibreux.

M. Le Courtois s'élève vivement contre cette ossification aux « dépens de la membrane fibreuse, et déclare qu'il n'existe pas « de tissu fibreux dans la voûte crânienne membraneuse de « l'embryon ; il n'y existe pas non plus de trace de tissu fibreux « jeune ou à l'état naissant. » Il soutient que, sur les embryons de vache et de brebis, la voûte crânienne est composée uniquement de tissu embryonnaire vasculaire, disposé en trois couches distinctes, dont la moyenne serait le point de départ de l'ossification ; celle-ci apparaît en îlots arrondis ou en bâtonnets. « Le « seul intermédiaire observé entre la cellule embryonnaire et « l'ostéoplaste est un corps transitoire ou ostéoblaste. » Nous montrerons plus loin que nous regardons comme vraie la dernière partie de cette proposition ; quant à l'absence de traces de tissu fibreux dans la voûte embryonnaire, M. Le Courtois est, à notre connaissance, le seul auteur qui regarde la production du tissu osseux comme précédant celle du tissu fibreux qui l'enveloppe. De plus, nous avons vu avec étonnement qu'ailleurs, après avoir annoncé qu'il existe du tissu conjonctif en certains points, mais « seulement dans les vaisseaux qui donnent naissance à un « réseau intéressant de capillaires embryonnaires, » il décrit le contour fibrillaire des îlots primaires d'ossification et les fibres unissantes qui relient les ilots complexes à leurs voisins : « La « fibre unissante, dit-il, est le lien des îlots et *la source de for- « mation des réseaux osseux*. Chaque travée et chaque aiguille « osseuse possède un pinceau terminal fibrillaire. »

Kolliker, d'après l'idée entrevue aussi par Robin, dit que « le « tissu formateur de ces os, différent de celui des os primitifs, « ne se développe successivement et dans une couche fondamen- « tale membraneuse qu'à l'époque où il doit être envahi par l'os- « sification ; par conséquent il n'existe jamais en grande quantité « à la fois. »

Avec des termes différents, M. Rouget a décrit un processus du même genre : « Un blastème homogène et transparent s'est « graduellement épanché dans la substance conjonctive granu- « leuse et fibroïde ou fibreuse, puis, dans ce blastème lui-même, « se sont déposés les éléments de l'ossification. » Il regarde la substance conjonctive dont il s'agit comme une dépendance des couches musculaires, peut-être une lame aponévrotique du muscle temporal.

Pour MM. Rambaud et Ch. Renault, « avant l'apparition des « points d'ossification, le crâne est une vésicule membraneuse « de forme ovale, peu distincte de la face. Ses parois sont min- « ces, constituées par l'*adossement du périoste et de la dure- « mère*, si tant est qu'on puisse donner le nom de périoste au « feuillet externe de l'enveloppe crânienne. »

Enfin, Ranvier a décrit ainsi l'ossification de la voûte du crâne :

« Dans les os du crâne, le tissu osseux se développe aux dé- « pens d'une membrane fibreuse, et sous forme de travées qui

« augmentent peu à peu d'épaisseur, s'incurvent et limitent des « espaces médullaires.

« Chez un embryon humain de deux à trois mois, on trouve des « plaques osseuses correspondant à chacun des os du crâne. Ces « os se terminent dans le tissu fibreux par des aiguilles. Le long « de ces aiguilles se trouvent une ou deux couches de cellules « embryonnaires, devenues polygonales par pression réciproque, « tout-à-fait semblables à celles qu'on observe sous le périoste « et dans les cavités médullaires ; c'est par le même mécanisme « que ces aiguilles deviennent des corpuscules osseux........

....

« Les cellules embryonnaires qui longent les travées osseuses « dérivent très-nettement du tissu fibreux circonvoisin, dont les « cellules se multiplient par un procédé analogue à celui que nous « avons étudié à propos du cartilage.

« La substance fondamentale du tissu se dissout ; les cellules « prolifèrent, deviennent libres et donnent naissance à un tissu « embryonnaire dont les éléments, s'entourant d'une substance « fondamentale nouvelle, deviennent les corpuscules osseux. »

Ces dernières citations nous paraissent être les plus conformes aux faits.

2° *Existe-t-il une couche moyenne à la voûte crânienne primitive ?*

D'après M. Le Courtois, il existerait dans la voûte du crâne, chez l'embyron, trois couches, l'une externe, formant le péricrâne, une autre interne, la dure-mère, tandis que la troisième, intermédiaire, serait le rudiment de l'os. Quant aux fontanelles, il admet aussi qu'elles sont formées de trois lames distinctes : l'externe fournie par le péricrâne, l'interne par la dure-mère, la moyenne en continuité avec la couche osseuse et formée par la couche moyenne du crâne embryonnaire. Ces distinctions avaient, du reste, été déjà produites par Malgaigne.

Or, sans compter Bidder, qui ne sépare pas les couches de la capsule embryonnaire, on peut voir, d'après ce qui précède, que pour Kolliker, pour Robin, pour Rouget, surtout pour MM. Rambaud et Ch. Renault, ainsi que pour M. Ranvier, la couche moyenne de la voûte membraneuse n'apparaît pas comme primitivement distincte ; elle n'existe même jamais à l'état d'enveloppe complète et partout à la fois ; mais chaque os se développe isolément par transformation d'un tissu embryonnaire nouveau, formé sur place aux dépens des deux membranes adossées qui constituent le péricrâne et la dure-mère, et dont les faces voisines subissent, dans les points correspondant aux germes des os, un travail histologique semblable à celui par lequel le périoste pourvoit à l'accroissement des os longs en épaisseur ; secondairement, ce tissu nouveau se sépare des membranes mères, auxquelles il n'adhère plus que lâchement.

Il est, du reste, facile de se convaincre, par une expérience grossière, que les plaques osseuses de la voûte sont indépendantes les unes des autres et faiblement unies aux membranes qui les enveloppent. Lorsque, sur une tête de nouveau-né, on dépouille cette partie de son péricrâne, il faut, si l'on veut conserver les os en place et dans leurs rapports réciproques, avoir grand soin d'interrompre sur les bords de chaque plaque le décollement du tissu fibreux, afin que par là chacune d'elles soit unie à sa voisine au moyen d'une portion de la membrane externe ; si au contraire on enlève la membrane dans toute son étendue, et par conséquent là où elle constitue la couche externe des fontanelles et des sutures, on voit immédiatement les os se déplacer : leurs bords se décollent par leur face interne et font saillie, tandis que, sur un plan plus profond, la dure-mère limite en ces endroits une cavité plus ou moins grande ; or on n'a arraché que la lame fibreuse externe, et l'on ne découvre entre les os aucune trace de membrane unissante ou interosseuse.

J'ai eu maintes fois, pour ma part, l'occasion de constater ce fait, et je peux en rapprocher l'expérience suivante :

Voulant étudier l'influence qu'une perte accidentelle de substance osseuse pouvait avoir sur la production des hernies de l'encéphale ou des méninges, je pratiquai, chez une petite chatte âgée de deux jours, une incision antéro-postérieure de 1 centimètre environ, sur le côté gauche de l'occiput ; j'arrivai sur l'occipital, dont j'enlevai une portion à la partie supérieure, et je fus conduit ainsi jusqu'au bord postérieur du pariétal gauche ; je saisis ce bord avec une pince, et une légère traction me permit d'amener avec la plus grande facilité ce pariétal tout entier, parfaitement dénudé, sans qu'il y restât adhérente la moindre parcelle de membrane.

Je me refuse donc à admettre l'existence : 1° d'une membrane spéciale représentant, avant l'ossification, le squelette de la voûte ; 2° d'une membrane interosseuse distincte au niveau des sutures et des fontanelles. Relativement à ce dernier point, il ne faut pas oublier l'abus qu'on a fait de la dissection toutes les fois qu'on a voulu distinguer des couches constituantes dans une membrane fibreuse : on sait que celles-ci peuvent se multiplier au gré de l'anatomiste. Du reste, la structure indiquée par M. Le Courtois pour la membrane interosseuse n'est autre que celle du péri crâne lui-même : tissu fibreux et tissu élastique.

Ceci suffit pour expliquer pourquoi, dans les tumeurs formées sur les fontanelles ou les sutures par une exubérance des parties normalement contenues dans la boite osseuse, on ne retrouve pas, dans l'épaisseur de la poche, la prétendue membrane interosseuse, et comment, dans les cas où la production anormale traverse les os eux-mêmes, cette membrane manque encore, sans qu'il soit besoin d'admettre une destruction de la couche osseuse à ce niveau : il suffit que l'os ne se soit pas développé en ce point pour que la couche moyenne du crâne soit interrompue.

3° *De la reproduction des os du crâne.*

Sur l'animal dont j'ai parlé plus haut, je pus constater. au bout de quelques jours, que le pariétal enlevé commençait à se reproduire par la périphérie. Trente-trois jours après l'opération, le sujet fut sacrifié, et je constatai l'existence d'un pariétal gauche de nouvelle formation, dont les dimensions égalaient environ le quadruple de l'os enlevé ; les sutures étaient persistantes.

La reproduction était incomplète vers le milieu de l'os, où restait, immédiatement au-dessus de la bosse pariétale, un intervalle membraneux long de 7 millimètres, large de 4 ; en dedans de lui, en se rapprochant de la suture sagittale, deux autres petits espaces également membraneux, de 1 millimètre carré environ, existaient aussi, séparés l'un de l'autre et du précédent par des jetées osseuses. Ces intervalles étaient transparents et formés uniquement par l'adossement du péricrâne et de la dure-mère, ainsi que je m'en suis assuré en traitant la pièce par macération.

L'os tout entier paraissait plus mince que celui du côté opposé.

Dans ce cas, la totalité de l'os ayant été enlevée et les sutures persistant autour de l'os reproduit, il est bien évident que la régénération tout entière a été due aux feuillets fibreux.

Seulement, on n'a pas signalé, croyons-nous, le mode de réparation de la pièce soustraite, dans le cas d'ablation totale ; M. Ollier lui-même cite, il est vrai des régénérations ayant commencé par la périphérie, mais après des trépanations où une notable partie du travail de reproduction devait être attribuée à l'os lui-même.

Au premier abord, cette reproduction périphérique peut paraî-re singulière, et on pourrait espérer y trouver un argument contre théorie d'ossification que nous avons admise pour la voûte du crâne, à savoir la production du tissu osseux par les faces cor-espondantes des deux membranes enveloppantes ; on sait, en ffet, que chez le fœtus le point primitif des os du crâne, pour eurs parties larges, apparaît au voisinage du centre, et l'on pour-ait croire que l'existence d'une couche spéciale, intermédiaire au éricrâne et à la dure-mère, est l'origine de ce mode de dévelop-ement excentrique, à l'opposition du développement purement ériostique, qui est concentrique.

Il est pourtant facile de se rendre compte du fait sans suppo-er que les membranes génératrices de l'os ne soient pas identi-uement les mêmes dans les deux cas. En effet, dans le déve-oppement normal, le travail ostéogénique commence vers le entre ; mais il s'y ralentit aussi plus tôt, pour se continuer avec ne activité plus grande vers la périphérie ; c'est pour cela que la artie qui s'est développée la première est aussi celle qui reste a plus mince, tandis que la partie périphérique, la dernière pparue, devient la plus épaisse. Les choses en étant là, au moment où l'on opère l'ablation totale, le mouvement reproduc-eur s'accomplit dans toute l'étendue à combler avec la même im-ulsion que celle qu'il a déjà reçue, c'est-à-dire très-activement à périphérie, plus faiblement au centre. C'est pour cela que la eproduction osseuse est souvent incomplète dans le centre des arties enlevées, ainsi que l'avait déjà signalé Heine.

La reproduction concentrique d'un os pair a une conséquence nportante : elle s'oppose à la déformation du crâne ; en effet, si partie enlevée devait commencer par se reformer au centre our s'étendre ensuite vers la périphérie, son développement en urface serait toujours très en retard sur celui de son congénère ;

tandis que les contours de l'os, réapparaissant promptement, sauvegardent la forme de celui-ci.

Chez le jeune animal qui a servi à notre expérience, la forme de la voûte crânienne n'était pas, du côté gauche, sensiblement différente de ce qu'elle était au côté droit.